Dʳ Jean NAYROLLES

ESSAI DE JUSTIFICATION

DES

MÉTHODES CONSERVATRICES

DANS LA

CHIRURGIE DES ANNEXES UTÉRINES

BORDEAUX

IMPRIMERIES GOUNOUILHOU

9-11, rue Guiraude, 9-11

—

1913

Dr Jean NAYROLLES

ESSAI DE JUSTIFICATION

DES

MÉTHODES CONSERVATRICES

DANS LA

CHIRURGIE DES ANNEXES UTÉRINES

BORDEAUX

IMPRIMERIES GOUNOUILHOU

9-11, rue Guiraude, 9-11

—

1913

A MON PÈRE — A MA MÈRE

A TOUS LES MIENS

A TOUS MES AMIS

A MES MAÎTRES DE LA MARINE
ET DE LA FACULTÉ DE MÉDECINE DE BORDEAUX

A MES CAMARADES DU CORPS DE SANTÉ
DE LA MARINE ET DES TROUPES COLONIALES

A MONSIEUR LE DOCTEUR JAN

MÉDECIN GÉNÉRAL DE LA MARINE
DIRECTEUR DE L'ÉCOLE PRINCIPALE DU SERVICE DE SANTÉ DE LA MARINE
ET DES COLONIES
OFFICIER DE LA LÉGION D'HONNEUR
OFFICIER DE L'INSTRUCTION PUBLIQUE

A MONSIEUR LE DOCTEUR GOMBAUD

MÉDECIN PRINCIPAL DE LA MARINE
SOUS-DIRECTEUR DE L'ÉCOLE PRINCIPALE DU SERVICE DE SANTÉ
DE LA MARINE ET DES COLONIES
CHEVALIER DE LA LÉGION D'HONNEUR
OFFICIER D'ACADÉMIE

A MONSIEUR LE DOCTEUR RAYMOND PETIT

ANCIEN INTERNE ET CHEF DE CLINIQUE CHIRURGICALE
A LA FACULTÉ DE MÉDECINE DE PARIS

A MON PRÉSIDENT DE THÈSE :

MONSIEUR LE DOCTEUR BÉGOUIN

PROFESSEUR DE CLINIQUE GYNÉCOLOGIQUE
OFFICIER DE L'INSTRUCTION PUBLIQUE

AVANT-PROPOS

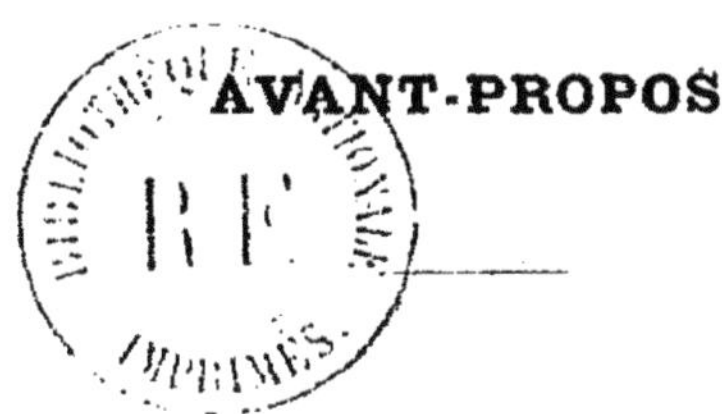

Nous devons à M. le Docteur Raymond Petit l'idée première
de ce travail; nous le remercions vivement de la bonne grâce
parfaite avec laquelle il nous a prêté l'appui de son expérience
pour la mise au point de notre sujet, et nous lui exprimons
toute notre reconnaissance du très vif intérêt qu'il nous a tou-
jours porté.

Nous prions M. le Professeur Bégouin, qui a bien voulu s'in-
téresser à nos recherches et nous fait aujourd'hui le grand
honneur d'accepter la présidence de notre thèse, de recevoir
l'hommage de notre respectueuse reconnaissance.

ESSAI DE JUSTIFICATION

DES

MÉTHODES CONSERVATRICES

DANS LA

CHIRURGIE DES ANNEXES UTÉRINES

INTRODUCTION

Lorsque les progrès croissants des méthodes chirurgicales permirent aux premiers observateurs de réaliser la castration bilatérale ou totale chez la femme, immédiatement ceux-ci furent frappés, à côté des excellents résultats de ces interventions, par deux ordres de troubles, très variables en fréquence et surtout en intensité et en durée, qui atteignaient leurs opérées dans leur état génital aussi bien que dans leur état général.

Et lorsque, sous l'influence de Brown-Séquard, on put rendre responsable de ces manifestations diverses la suppression d'une sécrétion interne de l'ovaire, l'idée du traitement à opposer à celles-ci s'imposa et fut mise à exécution. Ces méthodes thérapeutiques sont au nombre de trois; nous voulons dire :

L'opothérapie ;

Les essais de conservation ;

Les greffes.

De ces considérations découle de lui-même le plan de notre sujet. Après avoir montré rapidement la réalité des troubles divers qui succèdent généralement à l'ablation bilatérale des annexes et discuté des raisons qui justifient cette méthode, nous exposerons ce qu'on peut attendre de l'opothérapie et plus particulièrement ce que l'on peut penser de la chirurgie conservatrice et des greffes de l'ovaire.

Ces deux dernières questions, intimement liées l'une à l'autre et fort intéressantes au double point de vue humanitaire et social, ont fait l'objet de bien des discussions et de bien des travaux; sur leur utilité, tout le monde est d'accord; sur leurs résultats et leurs avantages, les avis sont partagés. Nous avons voulu, dans les pages qui suivent, essayer de préciser leur intérêt et leurs indications.

CHAPITRE PREMIER

Effets physiologiques de la suppression des annexes. Inconvénients.

Ce fut en 1790 que Percival Pott pratiqua, pour une hernie double des ovaires, la première castration bilatérale; mais ce ne fut qu'une rareté, et ce n'est que du milieu du siècle dernier que date la pratique courante de ces interventions lorsque, sous le couvert de l'antisepsie et de l'asepsie, la chirurgie abdominale put devenir hardie sans risquer d'être mortelle.

Dès les premières interventions, les chirurgiens et Percival Pott lui-même signalèrent, à la suite de la castration totale, divers phénomènes survenant chez leurs malades assez régulièrement et assez rapidement après l'opération pour que celle-ci pût en être considérée comme la cause certaine.

Parmi ces manifestations pathologiques : la suppression des règles avec les modifications du sens génital, les phénomènes congestifs, les états neurasthéniformes avec leurs symptômes organiques et psychiques, les troubles de la nutrition, furent les premiers signalés.

Depuis, bien des auteurs, entre autres Keyer, Richelot, Gloewecke, Martin, Jayle, Lissac, Ferry, ont décrit et discuté de ces troubles. Quelquefois nous les voyons négligés à tort, parce que après l'opération ils ne marquent pas encore leur empreinte sur la nouvelle opérée, heureuse de renaître soulagée

de ses douleurs; quelquefois aussi, et non moins à tort, drama-
tisés et même présentés sous cette forme au public en des
ouvrages littéraires.

Ces troubles existent, c'est un fait, et rares sont les auteurs
qui les considèrent comme exceptionnels et de minime importance. Souvenons-nous qu'il est nécessaire de suivre et quelquefois d'interroger la femme pour les dépister. Du reste, si nous
consultons les opinions émises à cet effet, nous voyons Albert
Martin affirmer que « dans presque tous les cas d'ablation
bilatérale des annexes, quelles que soient leurs lésions, on
constate des troubles généraux ». Pinesse, sur un ensemble de
102 cas, opérés par Le Bec, constate chez presque toutes les
opérées des symptômes variables de ménopause; Werth la
signale dans huit cas sur dix.

En quoi consistent ces divers phénomènes pathologiques,
dont l'ensemble est compris sous la dénomination de ménopause chirurgicale ou anticipée? Cette appellation en montre
déjà bien et la portée et le danger, puisque c'est en effet souvent une femme jeune, pouvant encore espérer une vie génitale active couronnée par la maternité, à laquelle une opération
trop meurtrière viendra donner une vieillesse prématurée.

Et c'est une chose reconnue, au surplus, que les perturbations paraissent être plus accusées chez les femmes castrées
que chez les femmes opérées au moment ou un peu avant l'âge
de leur ménopause physiologique. La question de terrain est
aussi de grosse importance. Il paraît en effet évident qu'un
sujet névropathique marque une prédisposition certaine à
l'éclosion de troubles accentués.

Passons en revue maintenant les diverses manifestations
sous lesquelles peut se présenter cette ménopause chirurgicale. Avant d'entreprendre cette étude, nous ne saurions mieux
faire que de rappeler à notre lecteur la thèse de Ferry, à
laquelle nous ferons nous-même quelques emprunts.

Nous allons examiner rapidement d'abord les diverses modifications apportées par la disparition de l'ovaire aux autres
organes du tractus génital, ainsi que les perturbations qui

surviennent dans leur état physiologique; nous passerons ensuite au retentissement qui se manifeste sur les autres grandes fonctions de l'économie.

Les modifications de l'utérus ont été étudiées par Sakoloff sur des chiennes adultes ou nouveau-nées, auxquelles on extirpait les ovaires et qui étaient sacrifiées un temps variable, de 3 semaines à 14 mois après l'opération. Dans tous les cas l'auteur trouva une atrophie portant sur tous les éléments de l'utérus, sauf la muqueuse. L'atrophie commençant par les fibres circulaires atteint son maximum environ 4 mois après l'opération et semble ensuite ne plus faire de progrès; par contre, l'atrophie des fibres longitudinales, plus tardive, est d'autant plus accusée qu'il s'est écoulé plus de temps depuis l'opération.

Quant à la muqueuse, elle ne présente pas la moindre modification, contrairement à l'assertion de Weissmann et de Reissmann, qui ont fait leurs expériences sur des lapines. Pour vérifier ce point, l'auteur reprit ces expériences sur des lapines et obtint les mêmes résultats que précédemment.

Sur les coupes, la fibre musculaire paraît altérée, de fusiforme devient arrondie; le noyau est diminué de volume, et la substance fibrillaire disparue est remplacée par un protoplasma granuleux.

Mais, contrairement à ce qu'on pourrait attendre, l'expérience a prouvé que la castration pratiquée dans un but thérapeutique pour certains cas de fibromes était sans action sur l'utérus pathologique.

La vulve et le vagin paraissent ne subir aucune modification; mais, par contre, une atténuation des caractères sexuels a quelquefois été signalée, se traduisant par: une atrophie des seins, qui sont moins fermes et plus tombants dans 41 0/0 des cas selon Ferry; une modification du timbre de la voix, circonstance infiniment rare; l'apparition de poils dans des régions ordinairement glabres et des perturbations du sens génésique qui sont plus fréquentes et variables; mais il est à remarquer que le sens est rarement modifié en lui-même, le plaisir reste intact. Ce que la castration atténue généralement et même abolit parfois, c'est l'appétit génital; par contre, des cas assez nombreux, d'une proportion de 15 0/0 environ, ont été signalés dans lesquels on note une hyperexcitabilité sexuelle.

Enfin, parmi les troubles apportés à la physiologie des organes génitaux, nous parlerons d'abord de la menstruation. Ici les opinions sont très partagées, et cette question est grosse d'importance pour l'interprétation que l'on peut donner des résultats des conservations d'ovaires ou des greffes de cet organe.

Et nous devons dire que, si nous voyons Ferry admettre dans sa thèse 20 0/0 des cas où les règles réapparaissent après ablation bilatérale complète, nous voyons la plupart des chirurgiens donner des chiffres moindres et avouer ne pas voir aussi souvent chez leurs opérées les règles réapparaître normalement. Mauclaire admet le fait de 5 0/0 des cas, et Pfeiter dans une série de 106 malades examinées à cet effet, n'a vu les règles réapparaître que six fois environ sur cent; nous parlons ici uniquement de règles proprement dites, régulières ou sensiblement telles, et non de pertes sanguines variables observées quelquefois.

Plusieurs hypothèses ont été formulées pour expliquer cette persistance anormale; la plus plausible, en dehors de celle qui admet au niveau de l'utérus une persistance des habitudes organiques et à laquelle on pourrait opposer l'observation de Morris, qui vit dans un cas d'infantilisme génital apparaître pour la première fois les règles à la suite d'une hétéro-greffe, est celle de la persistance, dans le ligament large ou à une certaine distance de l'emplacement normal de l'ovaire, soit d'un ovaire surnuméraire, soit de débris ovariens capables de s'hypertrophier et de rétablir la fonction menacée, véritable conservation due à la nature elle-même.

L'existence d'ovaires aberrants a été constatée par Riefel, quatre fois sur cent environ, chiffre qui correspond du reste à celui que nous indiquions plus haut.

La grossesse dans ces cas parait possible, elle a du reste été enregistrée.

Certaines femmes, après l'opération, se plaignent de pertes blanches abondantes; cette leucorrhée parait exister dans 14 à 18 0/0 des cas environ.

Quant aux relations qui unissent la castration à la grossesse et à la lactation, les recherches expérimentales faites sur des lapines et des chiennes montrent que la grossesse est interrompue si l'ablation est effectuée durant les premiers mois de la gestation, période qui concorde avec celle du maximum de développement du corps jaune. Quant à la lactation, l'action réciproque des deux organes est peu connue; pratiquée sur des vaches, l'extirpation des ovaires a plutôt augmenté que tari la sécrétion lactée.

Après ces troubles, dont nous venons de parler et qui paraissent en partie liés à la disparition de la sécrétion interne du corps jaune, il est toute une série de manifestations générales que nous allons maintenant énumérer et qui sont plus particulièrement attribuées à la suppression dans l'économie d'une sécrétion interne de l'ovaire, que l'on a cru pouvoir rattacher aux cellules interstitielles de cet organe.

Nous voulons cependant faire déjà remarquer que la plupart de ces divers troubles généraux, qui ne cèdent pas facilement au traitement par l'opothérapie, existent le plus fréquemment chez les opérées auxquelles on a enlevé l'utérus même en laissant en place tout ou partie d'ovaire; qu'on les voit signalés dans presque tous les cas de greffes après hystérectomie, alors que ces greffes semblent, par les phénomènes congestifs dont elles sont le siège, être en pleine vitalité; d'autre part, qu'existant chez une opérée, ils disparaissent subitement lorsque la menstruation se rétablit et ne réapparaissent pas tant que celle-ci continue régulièrement; et qu'enfin beaucoup d'entre eux sont ceux que l'on retrouve dans la ménopause physiologique, alors que rien à cette date ne fait supposer que les cellules interstitielles cessent simultanément de fonctionner.

Il nous parait donc, et le professeur Tuffier émettait lui-même cette hypothèse dans une récente communication, que si certains de ces troubles sont attribuables à un défaut de sécrétion interne de l'ovaire, une grande partie d'entre eux paraissent être dus à de véritables phénomènes d'auto-intoxication qui ne se produisent pas lorsque, par le flux menstruel, les toxines de l'organisme peuvent s'éliminer. A l'appui de ceci s'ajoute encore le fait des médiocres résultats obtenus chez les castrées par les saignées pratiquées au moment de leurs anciennes règles.

Et si nous insistons, dès à présent, sur cette hypothèse, c'est qu'elle nous paraît se dégager de l'interprétation de nombreuses observations et être grosse d'importance pour les indications dans les méthodes conservatrices que nous exposerons plus loin.

Parmi les troubles les plus fréquents, les bouffées de chaleur sont les premières à nommer ; elles existent dans presque tous les cas (78 0/0 d'après Gloewecke), localisées généralement à la face et à la partie supérieure du thorax, plus ou moins prononcées, et survenant d'une façon variable, en moyenne cinq ou huit fois par jour, quelquefois bien plus fréquemment, et accompagnées le plus souvent de sueurs. Les bouffées de chaleur surviennent en général avec un maximum d'intensité à l'époque présumée des anciennes règles, s'atténuant avec le temps, mais ayant dans quelques cas persisté jusqu'à dix et quinze ans.

A côté de ces sensations de chaleur, Julien a signalé des impressions de froid avec sueurs survenant d'une façon analogue, par bouffées.

Continuant notre rapide énumération, nous dirons un mot des hémorragies supplémentaires constatées parfois d'une façon isolée, mais le plus souvent prenant une forme assez régulière. Telles sont : les hémoptysies ou crachats simplement hémoptoïques, dans l'apparition desquels le terrain tuberculeux n'est pas sans jouer un rôle important ; les hématémèses, les hémorragies hémorroïdaires, les épistaxis, phénomènes particulièrement signalés par Lissac et Pinesse ; les congestions vésicales avec hématuries, enfin les poussées congestives survenant régulièrement au niveau du poumon avec bronchite et râles sibillants; les apparitions mensuelles de taches de purpura.

A côté de ces faits, dont la relation avec la suppression du flux menstruel parait évidente, il est une autre catégorie de troubles dans l'établissement et l'intensité desquels la nature du sujet présente une grande importance.

Certaines femmes se plaignent simplement de céphalées plus ou moins violentes et continuelles, de rachialgies, d'insomnies très fréquentes (on les observe, en effet, dans 68 cas sur 100 environ) de cauchemars, de battements de cœur avec sensation d'essoufflement, de névralgies à type principalement facial. D'autres sont plus profondément atteintes et voient leur caractère se modifier; elles deviennent irritables, impatientes, tristes, hantées par des idées noires; cependant, ces troubles neurasthéniformes ne présentent aucune tendance à se transformer en psychose vraie.

Deux modifications importantes, parce que fréquentes, sont : les troubles de la mémoire, la diminution de cette faculté est, en effet, estimée comme se produisant dans 70 0/0 des cas, et l'asthénie musculaire si fréquente, avec diminution constatée au dynamomètre de l'énergie musculaire, sensation de faiblesse dans les membres et de fatigue continuelle, que Lissac considère comme la plus fréquente des manifestations qui succèdent à la castration.

Signalons enfin pour terminer : des troubles dyspeptiques, des troubles généraux de la nutrition avec tendance à l'obésité, et une modification particulièrement importante apportée dans l'émission des phosphates de l'urine dont la teneur en acide phosphorique est diminuée, comme si la sécrétion interne de l'ovaire avait une influence favorisant l'oxydation du phosphore, contenu dans nos tissus sous forme de combinaisons organiques.

L'ablation des ovaires, qui parait sans influence sur le goût, l'ouïe et l'odorat a une action sur la vue; on a signalé des cas de névrite optique avec stase papillaire et l'asthénopie accommodative,due probablement à une asthénie du muscle ciliaire, est une des conséquences les plus tenaces de l'ovariotomie.

Quant aux relations qui existent entre la glande interstitielle de l'ovaire et les autres glandes closes de l'économie, on est peu fixé à cet égard, on paraît seulement être en droit d'avancer qu'après l'ablation totale de l'ovaire, il se fait une certaine suppléance fonctionnelle progressive, particulièrement au niveau du corps thyroïde et des capsules surrénales.

En résumé et sans vouloir noircir ce tableau, nous pouvons conclure que des troubles succèdent généralement et dans presque tous les cas à l'ovariotomie double; qu'ils sont en nombre et en intensité très variables suivant les sujets; qu'ils tendent, au moins pour plusieurs d'entre eux, vers une disparition assez lente et que, en tout cas, leur fréquence et leur intensité parfois accentuée justifient les essais préventifs ou thérapeutiques tentés pour les éviter.

CHAPITRE II

De l'opothérapie ovarienne. — Ses résultats.

———

Le fait que les troubles qui surviennent après la castration utérine simple sont en général moins intenses que ceux résultant de la castration totale, amène à penser que l'ovaire, comme beaucoup de nos tissus, laisse écouler dans le torrent circulatoire des substances jouant un rôle dans la physiologie de l'appareil génital en particulier et dans celle de l'organisme tout entier.

Et, depuis Brown-Séquard et à la suite des travaux de Fraenkel en Allemagne, Limon, Ancel et Boin en France, la sécrétion interne est un fait reconnu de tous.

A cette fonction mystérieuse en elle-même on reconnait deux origines et deux rôles.

La première est celle attribuée au corps jaune, développé aux dépens du follicule de Graaf après la ponte ovarique et dont la structure histologique rappelle celle des glandes closes. Fraenkel et Villemin ont particulièrement montré l'action élective de cet organe sur l'appareil génital, sur l'établissement de la menstruation et sur la fixation de l'œuf dans la cavité utérine. Aux cellules interstitielles, depuis les travaux de Limon, Prenant et Broca, est attribuée la sécrétion de substances spéciales réagissant sur l'organisme tout entier, le développement du squelette, l'équilibre nerveux, les fonctions digestives ; sa disparition provoque des troubles de la nutrition, une hypotension vasculaire avec diminution du nombre des globules rouges et du taux de l'hémoglobine, une altération des combustions et des échanges gazeux.

Partant de ces données et comme on le fit pour d'autres glandes, la thyroïde en particulier, l'idée naquit de traiter les troubles dus à la disparition des ovaires ou ceux tels que l'anémie, l'aménorrhée, la chlorose, qui paraissent tenir à l'altération de cet organe, par la substance ovarique : soit ingérée en nature et empruntée aux animaux (vaches ou génisses) à raison d'un ovaire par jour; soit préparée sous forme d'extraits glycérinés selon la méthode de Brown-Séquard, et administrée en injection de 3 à 5 centimètres cubes par jour; soit en poudre dite « ovarine » à raison de $0^{gr}25$ par jour. Après une période d'engouement, où la « pharmacie ovarique » guérissait un peu à tort et à travers, des applications plus rationnelles de ce traitement furent faites, et ce sont ces résultats que nous examinons.

Jayle, dans des cas de ménopause opératoire, obtient une amélioration momentanée, quelquefois définitive, des symptômes dont nous avons parlé, particulièrement des bouffées de chaleur, mais peu à peu, dans la majorité des cas, les phénomènes réapparaissent.

Monod et Meinzer, de Berlin, reconnaissent une amélioration inconstante et passagère des troubles consécutifs à la castration, par ingestion de tissu ovarien.

D'après Lissac, l'emploi de substance ovarique détermine généralement des phénomènes d'excitation du système nerveux, des cauchemars et de l'insomnie; quant à l'action de ces préparations, elle montre fréquemment une amélioration des symptômes et des bouffées de chaleur, en particulier; cependant les effets de ces préparations ne durent qu'un temps et il semble, dit l'auteur, que la conservation d'une partie d'ovaire atténue ces phénomènes d'une façon plus considérable et plus durable. Vas, sur des chiennes normales, a constaté, à la suite d'injection de liquide ovarique, une augmentation de l'élimination par l'urine de chaux et d'acide phosphorique.

Thiercelin, sur dix-sept observations d'amélioration évidente, montre que celle-ci n'est que rarement durable et que le traitement doit être fréquemment repris et continué longtemps. Signalons encore det x opinions extrêmes : celle de Jacobs, qui publia l'observation d'une jeune femme de vingt-deux ans atteinte d'atrophie génitale congénitale et n'ayant jamais été réglée, et dont la première menstruation se manifeste après un mois de traitement par l'ovarine et continua depuis ; et celle de Zuntz, qui déclare que, contre le ralentissement des échanges nutritifs dû à l'ablation des ovaires, la substance ovarienne est sans résultats.

Nous devons maintenant consacrer un paragraphe à des substances dites lipoïdes, présentant une grande analogie avec les graisses quant à leur solubilité et qui en diffèrent cependant au point de vue chimique. Ces substances, extraites de plusieurs tissus et, pour ce qui nous intéresse, des ovaires traités après dessiccation par un solvant ordinaire, tel que l'éther sulfurique, l'alcool, l'acétone, etc., et dont les propriétés biologiques ont été particulièrement bien étudiées ces dernières années par M. Iscovesco, semblent apporter des modifications dans les résultats obtenus par l'opothérapie et signalés ci-dessus. La netteté de leur préparation permettant de les dissocier les unes des autres, car elles existent plusieurs pour un même organe et semblent chacune spécialisée vers un but défini, et de les obtenir à l'état pur et par conséquent de les doser, a permis en outre de les expérimenter rationnellement.

Dans les expériences faites par M. Iscovesco et présentées à la Société de Biologie, nous pouvons retenir qu'il semble exister au niveau de l'ovaire deux lipoïdes distincts, chacun possédant les mêmes propriétés chimiques et physiologiques, chez tous les vertébrés.

Le premier, extrait de l'organe total de vaches, juments, truies, soluble dans l'huile et injecté à des lapines à petites doses continues, provoque au bout d'un certain temps une hypertrophie de l'utérus et des ovaires, très nette et comparée chez des animaux témoins de la même portée. Notons, du reste, les poids suivants :

Animal témoin : poids de l'utérus. . . $4^{gr}60$

Animaux traités par piqûres (de 1 centigramme en 45 jours). . . . $\begin{cases} 8^{gr}60 \ (n^o\ 8) \\ 13^{gr}50 \ (n^o\ 74) \\ 9^{gr}50 \ (n^o\ 80) \end{cases}$

L'ovaire normal étant de $0^{gr}40$ à $0^{gr}50$, atteint $0^{gr}75$ à $1^{gr}30$ chez les animaux ainsi traités.

Le second lipoïde, extrait du corps jaune, présente dans les mêmes conditions d'expérimentation une action particulière sur l'utérus dont il accélère considérablement l'involution *post partun;* il paraît également augmenter la sécrétion lactée.

Appliqués en thérapeutique, des observations sérieuses ont prouvé que ces corps donnent de meilleurs résultats que les précédents pour ce qui concerne les phénomènes généraux de la ménopause, et par le double fait de leur innocuité et de leur dosage exact semblent devoir être préférés aux méthodes employées jusqu'ici.

Il pourrait être, en outre, intéressant, dans des cas de conservation de fragments ovariens, d'employer le premier de ces deux lipoïdes pour stimuler leur vitalité et leur hypertrophie de suppléance.

Nous sommes donc en droit de conclure de ce qui précède qu'il ne faut pas trop compter sur l'action de l'opothérapie ; elle mérite cependant d'être employée dans les conditions que nous venons d'indiquer lorsque l'on ne peut mieux faire, et il semble qu'elle pourrait simultanément avoir une certaine utilité dans le traitement moral des formes neurasthéniques ; elle est, en tout cas, inoffensive et peut être continuée longtemps.

Et nous ne pourrions mieux terminer ce chapitre avant d'entreprendre l'étude des traitements conservateurs qu'en rappelant cette phrase de Jayle : « Il y a lieu de se demander s'il ne serait pas utile de respecter l'ovaire en totalité ou en partie, toutes les fois que ce serait matériellement possible au cours des opérations pratiquées sur l'appareil utéro-ovarien. »

CHAPITRE III

Examen des raisons qui ont conduit
à la castration totale.

Avant d'aborder l'étude des traitements conservateurs, il nous paraît bon de voir quelles sont les raisons qui plaident en faveur de la castration totale et, dans la mesure où cela nous est possible, nous essayerons de les discuter.

Nous ne voulons pas ici énumérer toutes les circonstances dans lesquelles la castration totale s'impose ou est pratiquée; nous exposerons seulement les raisons que les partisans les plus intransigeants de cette méthode — je cite Legeu, Doyen, Péan, en France; Landau et Léopold, en Allemagne — opposent aux essais de chirurgie conservatrice.

Une chose est à la base de tout ce raisonnement, celle que nous avons prouvée au chapitre premier : la reconnaissance de troubles successifs à la castration totale et, tout en accordant que les avantages qui ressortent de celle-là compensent et au delà la somme des inconvénients qu'elle entraîne, l'obligation où l'on est d'essayer de les prévenir.

Le premier des gros arguments de l'ablation totale est fourni par les cas de récidives constatés après les interventions conservatrices et obligeant parfois à des opérations itératives ou laissant la malade dans un état d'amélioration insuffisante.

Ces récidives sont de trois ordres : récidive de la même affection; un kyste, par exemple, comme Fischer en cite un cas, se développant sur une tranche de parenchyme ovarique laissé en place ; ou bien encore : continuation de l'évolution de la même maladie sur l'ovaire ou la partie d'ovaire restante. Nous voulons surtout désigner ici la sclérose de l'ovaire kystique qui tend à envahir, là comme ailleurs, progressivement tout l'organe en en détruisant la partie noble et, partant, la fonction. Simple hypothèse, du reste, car il n'est pas prouvé, et Tuffier l'affirme, que l'ovaire scléro-kystique soit responsable de tous les méfaits dont on l'accuse, et qu'une portion de lui au moins, jugée saine après exploration attentive au moment d'une intervention, soit invariablement vouée à l'inutilité et ne puisse préserver la femme des accidents post-opératoires ou lui permettre la maternité.

Il parait même certain que, débarrassé de sa lésion irritative ou inflammatoire, l'ovaire sain se rétablit et fonctionne normalement. La récidive de la douleur, qu'incriminent surtout Segond et Terrier, est en effet quelquefois signalée, et les statistiques que nous réunirons tout à l'heure seront probantes à ce sujet, mais il faut considérer que quelquefois elle existe même chez des femmes opérées de castration totale, et la valeur de la soustraction de ces deux statistiques donne seule l'idée de la fréquence des phénomènes douloureux persistant chez les femmes auxquelles on a conservé tout ou partie d'un ovaire.

A quoi peuvent tenir les douleurs? D'abord, fréquemment, à un défaut de péritonéalisation, permettant ainsi l'établissement d'adhérences consécutives ; le fait ne peut se produire si l'on a soin, comme nous l'indiquerons tout à l'heure, de bien enclaver ce fragment d'ovaire dans la corne utérine.

Nous nous élèverons également ici contre l'usage fait de l'éther appliqué sur le péritoine et qui tend à y déterminer des adhérences, alors que celles-ci ont d'autant moins de chances de se produire que l'intégrité du revêtement péritonéal est plus jalousement conservée ; et nous avons pu constater les excellents résultats que l'on obtient dans ce sens par l'emploi, au lieu d'une substance irritante, de sérum de cheval chauffé.

La douleur peut encore tenir à une dégénérescence des fibres nerveuses se rendant à l'organe et altérées du fait de la maladie même, et l'on ne peut pas davantage, même l'organe enlevé, empêcher une femme de souffrir de son ovaire qu'un amputé de ses extrémités absentes; et ces névralgies pelviennes ne sont pas l'exception.

Enfin, là comme ailleurs, un sujet névropathe peut, et cela sans raisons pathologiques, continuer de souffrir. En outre, on doit remarquer que, quelquefois, les douleurs qui paraissent tenir à l'ovaire sont dues à un utérus métritique et volumineux.

A ce sujet, nous rappelerons la méthode donnée par H. Faure, par laquelle il juge de la valeur macroscopique de l'ovaire pendant l'opération, ce point délicat d'où divergent les manières d'opérer.

« Je m'inquiète attentivement, dit-il, de savoir si la malade a souffert de ses régions ovariennes; c'est un critérium de l'altération de l'organe, et lorsque, pendant l'opération, je vois l'ovaire, s'il est bon et paraît sain, je le garde; s'il est douteux et que la malade en ait souffert, je l'enlève. » Enfin, dans les annexites où les organes d'un seul côté sont pris, les autres sains, on sait évidemment quelles chances l'infection a de gagner l'autre côté. Sur une femme jeune, on peut cependant respecter le côté sain; un traitement de l'utérus, centre de propagation, peut prévenir la menace d'extension du mal.

Si la trompe opposée est malade, si même l'ovaire est en partie atteint, pourquoi tout enlever? Ce qui est nettement malade de l'ovaire doit être réséqué, la trompe n'est pas indispensable à la grossesse ultérieure même, et ses moignons sont douloureux, certes; mais s'il est possible de conserver un fragment d'ovaire et surtout l'utérus en même temps, la clinique prouve, et Reclus comme Tuffier l'affirment, que le foyer principal étant extirpé, les lésions secondaires utérines, lorsqu'elles ne sont pas trop invétérées et chroniques accompagnées de périmétrite étendue, rétrocèdent très bien par un simple curettage et un traitement approprié. Quant à la destinée que subit

l'ovule, après extirpation de la trompe, il tombe dans le péritoine, forme un petit kyste aseptique, ce qui est sans inconvé-
nient, ou se résorbe; en effet, récemment l'enclavement de
l'ovaire dans une loge péritonéale a été pratiqué dans le but
d'obtenir la stérilité.

Voyons un peu maintenant les différentes statistiques données, deux d'abord concernant des cas d'ablation bilatérale ou
totale. Pinesse constate les douleurs abdomino-lombaires :

Disparues.	77 0/0
Améliorées	21 0/0
Peu modifiées.	3 0/0
Sans bénéfice	4 0/0

Et H. Chavin, dans 88 cas de salpingo-ovarites, voit 50 0/0
de résultats parfaits, 31 résultats satisfaisants, parmi lesquels
19 cas présentent une persistance des douleurs, et 12 une
leucorrhée dans la moitié des cas assez abondante.

En parallèle nous mettons du même auteur 6 cas d'ablation
unilatérale des annexes donnant 4 guérisons, parmi lesquelles
2 grossesses et 2 guérisons imparfaites.

Cérné, sur un total de 90 opérations conservatrices, n'a dû
intervenir à nouveau qu'une fois.

Tuffier, sur 32 malades, accuse une mortalité de 2,9 0/0, sur
15 malades revues : 2 récidives, 1 pour métrite fongueuse,
1 pour salpingite tuberculeuse; les autres sont en bon état et
ont des règles régulières.

Jacobson, qui recommande au besoin l'exploration profonde
de l'ovaire par une incision au bistouri, donne sur 51 cas
2 récidives, 1 pour kyste inflammatoire et 1 pour persistance
de douleurs semblant tenir à des adhérences; il donne en outre
le tableau suivant :

Robb, sur. . .	419 cas, a eu . . .	10 récidives
Bodheim, sur .	99 — . . .	1 —
Jewet, sur. . .	67 — . . .	2 —
Dickenson, sur	50 — . . .	4 —
Judd et Coë, sur	400 — . . .	12 —

Soit en moyenne 2,8 récidives pour 100 opérations.

En résumé, nous pouvons dire pour conclure de cette discussion qu'après un examen antérieur attentif, c'est au chirurgien, lorsqu'il a l'organe sous les yeux et sous les doigts, à décider de son sort.

Un facteur qui pèse d'un poids lourd dans sa décision doit être l'âge de la malade. Il est en effet presque inutile de faire courir des risques, quoique ceux-ci soient moins menaçants qu'on ne pourrait le croire, à une femme en âge de ménopause physiologique et dont la vie génitale active est presque terminée, mais il est de tout intérêt de pouvoir conserver à une femme jeune sa fonction menstruelle et la possibilité de devenir mère, en la préservant des désordres de la ménopause anticipée.

Et « poursuivant le but de rétablir la santé et non de conserver à tout prix un organe malade », on doit se souvenir du conseil de Tuffier : « Un contenu refroidi, des adhérences peu étendues, des ovaires sans atrophies, un utérus peu volumineux, chez une femme jeune sans tare névropathique ni ptosique, sont les indications de la conservation. »

CHAPITRE IV

1º Des essais de chirurgie conservatrice.

Depuis que Pozzi, dans sa communication à l'Académie de médecine le 21 février 1893, attira l'attention des chirurgiens sur les méthodes conservatrices, en exposant les résultats de son procédé d'ignipuncture dans l'ovarite scléro-kystique diffuse, bien des auteurs se sont attachés dans des publications diverses à exposer leurs opinions et les résultats de leurs techniques. ·

Citons : Martin, Zweifel, Gusserow, Werth, Jayle, Tuffier. D'autres auteurs rangés à un avis différent, Segond, Ricard, Routier, Terrier, entre autres, après quelques tantatives moins heureuses, se sont élevés contre l'extension de tels procédés et ne sont conservateurs que bien rarement.

Les trois principaux buts que l'on se propose d'atteindre en appliquant à l'ovaire une méthode qui est couramment employée pour les autres parties de l'organisme ou, pour des tumeurs nettement bénignes, des abcès, comme cela se voit au niveau de la mamelle, par exemple, on ne songe pas à enlever toute la glande, sont, en dehors de l'influence morale qu'une telle façon de faire peut avoir sur le malade et sur son entourage : la conservation de la fonction menstruelle, la possibilité de grossesses ultérieures, la non-apparition des troubles ordinairement consécutifs à la castration totale.

Aucune méthode n'est parfaite évidemment, et nous avons

déjà exposé les inconvénients de celle-ci, puisque ce sont ceux-là même qui sont les arguments de l'ablation bilatérale; nous n'y reviendrons pas et allons exposer les résultats obtenus dans les trois sens que nous venons d'indiquer.

Lorsque l'utérus a pu être conservé lors de l'intervention, et nous avons montré que c'est un but qu'il faut chercher à atteindre, en règle générale, assez rapidement après l'opération, la menstruation se rétablit : souvent, presque immédiatement, à l'époque présumée des règles normales, parfois plus tard, et Bondi a même fait remarquer que, si le curettage était sans influence sur la marche de la menstruation après une ovariotomie unilatérale, la période d'aménorrhée est d'autant plus longue que la tumeur extirpée est plus volumineuse.

Avec l'apparition des règles coïncide, si ceux-ci s'étaient montrés, ce qui est l'exception, la disparition des troubles généraux. Les règles continuent de revenir le plus souvent de façon régulière et normale, pas ou peu douloureuses, mais quelquefois en quantité moindre qu'avant l'opération: il est vrai de dire que l'on a également noté une légère dysménorrhée. Les règles sont même fréquemment améliorées, et cela s'explique du fait que les lésions irritatives de l'ovaire altérant son fonctionnement normal sont disparues.

Notons, comme document curieux, que Zacharias publie trois observations de femmes opérées pour tumeurs bilatérales des ovaires, chez lesquelles ayant laissé en place un fragment de la tumeur pris au niveau du pédicule vasculaire et suturé à la façon d'un ovaire normal, il a vu les règles apparaître normalement sans qu'aucune récidive ne soit constatée plusieurs années après.

Puisque la menstruation, phénomène apparent de la ponte ovulaire, se produit, il est tout naturel que la grossesse soit possible; nous verrons tout à l'heure dans combien de cas elle a été constatée. Ce qui est plus intéressant, c'est de voir comment elle se produit. Evidemment, lorsque d'un coté ovaire et trompe sont conservés, la migration de l'ovule est normale, mais c'est précisément le cas le plus rare, car fréquemment la trompe est fermée au niveau de l'ostium abdominal ou est le siège de lésions bilatérales qui, avec une partie de l'ovaire quelquefois, nécessite généralement son ablation.

Ablation partielle. — C'est dans ces cas très rares, et peut-être peu recommandables, que la salpingostomie, bien décrite par Gouillaud, peut favoriser la migration ovulaire, cette opération conservatrice de la trompe consistant, la partie malade réséquée, à faire sur le moignon tubaire un ostium péritonéal par quelques points de suture réunissant la muqueuse éversée à la séreuse tubaire. Une telle opération demande un choix sévère des indications, l'occlusion cicatricielle du pavillon, causée souvent par des adhérences periannexielles, l'hydrosalpinx, paraissent en être les meilleures indications.

La possibilité de la grossesse est ainsi maintenue, elle a du reste été signalée.

Ablation totale de la trompe. — L'ovaire est alors éloigné de l'utérus et tendant à tomber en arrière pendant que l'ostium uterinum se ferme obturé et péritonéalisé, même volontairement quelquefois selon la méthode de Tuffier, l'ovulation se produit dans le péritoine, l'ovule ne peut se rendre dans la cavité utérine fermée. D'autre part, l'utérus a perdu du fait de la disparition des trompes un moyen de soutien.

Ici nous semble indiqué de faire ressortir l'intérêt particulier de la technique employée par M. R. Petit et décrite dans une observation, à lui personnelle, suivie de grossesse et donnée à la fin de ce travail.

Le ou les moignons ovariens réséqués et conservant leurs connexions vasculaires et nerveuses, ce qui assure leur vitalité, sont suturés à la corne correspondante au niveau même de la section de la trompe. Il est fait pour cela une incision de la corne intéressant la partie intra-utérine de la trompe et assez profonde pour recevoir le fragment d'ovaire; celui-ci y est ensuite enfoncé comme un coin, pédicule en dehors, et par derrière lui deux points de suture réunissent en haut et en bas les lèvres de la plaie utérine, séreuse à séreuse, condition qui assure une péritonéalisation parfaite. L'ovule peut alors pénétrer directement dans la cavité utérine; on peut même émettre l'hypothèse qu'il tend physiologiquement à suivre ce chemin.

Delagénière déjà, en cherchant à conserver à l'ovaire ses connexions vasculaires et nerveuses, avait, par une méthode basée sur le même principe, obtenu de nombreux et bons résultats.

Ce qui est possible d'un fragment d'ovaire peut l'être d'un ovaire intact; l'utérus y gagne, en outre, un moyen de fixité

Si la grossesse est possible, Laroyenne cependant recommande autant que possible aux opérées de l'éviter dans les quelques mois qui suivent l'opération; il rapporte l'autopsie d'une malade ovariotomisée trois mois avant et morte d'hémorragie interne, chez laquelle il constate une grossesse de trois mois, le ligament large déchiré au niveau du pédicule, la ligature large et deux petites artères béantes à ce niveau.

Pour ce qui est maintenant de l'amélioration notée dans les suites opératoires au point de vue de la bonne conservation de l'état général, nous avons dit que si la menstruation persiste, les troubles de ménopause n'apparaissent pas.

Lorsque l'utérus a dû être enlevé, quoique Jayle dit en substance : « Je me suis efforcé de montrer que la conservation parfaite de l'ovaire, malgré l'absence de menstruation, suffit à préserver les opérées de la plupart des troubles post-opératoires, » nous devons reconnaître que le plus souvent quelques-uns de ceux-ci sont signalés dans les observations. Shauta, discutant quant à savoir si l'ablation des ovaires doit accompagner l'hystérectomie, dit : « La question n'a pas encore été élucidée ; aucun des deux procédés ne garantit la malade des symptômes successifs de la ménopause, ceux-ci pouvant survenir immédiatement après l'ablation des ovaires ou après des semaines et des mois si ceux-ci n'ont pas été enlevés. »

Tuffier se déclare cependant satisfait des résultats de la

conservation dans l'hystérectomie pratiquée pour des fibromes utérins.

Il paraît donc bon, comme le conseille Sauvé, de mettre en parallèle la valeur de la sécrétion interne et les risques énoncés que fait courir la conservation. Delbet estime que ce n'est pas très bonne besogne que de conserver un ovaire chez une femme privée d'utérus et il le tente sans conviction. Nous devons, en effet, reconnaître que dans ces cas, si la conservation a encore des avantages que l'opothérapie ne peut compenser, le chirurgien devra être plus difficile dans son jugement sur la valeur de l'ovaire de façon à ne courir de risques de récidive qu'à bon escient et chez des femmes encore jeunes et particulièrement celles qu'un terrain névropathique prédispose à l'éclosion de troubles plus accentués.

Donnons maintenant différentes statistiques qui viendront mettre leurs preuves à l'appui de ce que nous avons avancé dans les lignes qui précèdent et que, dans quelques pages, des observations plus complètes affirmeront encore.

Tuffier publie 32 observations donnant une mortalité de 2,9 0/0, avec comme résultats immédiats : un rétablissement un peu plus lent après l'opération, quelques légères douleurs au moment de la réapparition des règles.

Sur 15 malades revues : 2 récidives, 13 malades en bonne santé, bien réglées, sans douleurs.

Legeu, sur 17 opérées: pas de décès, 10 malades ont été revues, menstruées toutes régulièrement sans troubles de ménopause.

Jacobson, dans 72 cas : 1 décès et quelquefois un peu d'élévation thermique comme suite opératoire.

51 malades furent suivies :

6 devinrent enceintes, 5 accouchèrent à terme et une fit un avortement à trois mois pour blennorragie.

Au point de vue menstruation, 2 ne furent pas réglées, l'une âgée de trente-huit ans, l'autre de trente-sept; — 41 furent réglées régulièrement, dont 1 au bout de un an et trois mois; — 6 atteintes de dysménorrhée légère, 2 ont de l'avance.

Dans 29 de ces cas les règles, auparavant irrégulières et douloureuses, redeviennent normales.

Pour ce qui est de la fréquence de la grossesse :

Hanster–Robb,	sur	419	cas, constate	0	grossesse.
Dickenson . .	—	50	— —	0	—
Jewel.	—	67	— —	0	—
Pollack	—	200	— —	20	—
Hyde.	—	21	— —	1	—
Buttler	—	50	— —	1	—
Coë	—	400	— —	6	—
Mouton. . . .	—	41	— .	6	—

Cette statistique donne donc une proportion de 2 à 5 0/0 environ, alors que celle des opérées de Jacobson était de 11 0/0.

Il faudrait, comme nous l'avons indiqué, tenir compte des procédés opératoires employés par les différents chirurgiens.

Enfin, pour donner, en terminant ce paragraphe, quelques notions forcément imprécises sur les indications opératoires, nous avons réuni les affections dans lesquelles la conservation tentée a donné les meilleurs résultats.

Statistique des cas opérés par Tuffier :

Salpingites : suppurées, 24 cas; hématiques, 4 cas; kystiques, 8 cas; interstitielles, 18 cas; tuberculeuses, 2 cas.

Les ovaires étaient sains, 19 fois; scléro-kystiques, 9 fois.

Dans tous les cas où l'utérus était infecté : curettage.

Cas paraissant être une contre-indication : abcès étendus de l'ovaire ou atrophie complète, utérus gros, scléreux, enflammé avec périmétrite.

Jacobson publie 94 observations contenant :

29 tumeurs de l'ovaire, avec conservation du côté opposé; 53 lésions inflammatoires des trompes et de l'ovaire; 12 pelvi-péritonites chroniques.

L'étiologie de ces cas a pu être rattachée :

12 à 14 fois au gonocoque, 11 fois à l'infection puerpérale, 13 fois à un avortement.

Ces opérations ont été pratiquées :

8 fois chez des femmes de 16 à 20 ans.
25 — — 21 à 25 —
32 — — 26 à 30 —
20 — — 30 à 35 —
9 — — 36 à 40 —

Enfin, Sänger, de Leipsig, trouve la conservation encore indiquée chez les femmes jeunes dans les cas de salpingites purulentes uni ou bilatérales, dans les cas d'abcès de l'ovaire peu étendus, les affections chroniques non purulentes des annexes, l'inflammation chronique simple de l'utérus (endométrite hyperplasique ou gonorrhéique chronique), périmétrite, chronique ; elle lui par aîtpar contre devoir être évitée dans les suppurations graves des annexes et du péritoine pelvien, du tissu cellulaire du petit bassin, surtout lorsque ces dernières coïncident avec une affection grave de l'utérus, tumeur ou hémorragies profuses que commandent à elles seules la castration, ainsi que dans la tuberculose.

2° Des essais de greffes.

Sous la dénomination de greffe de l'ovaire ou transplantation, par opposition avec les méthodes précédentes, où une simple transposition de l'organe est effectuée, nous entendons le fait par lequel tout ou partie de la glande, séparée des connexions vasculaires et nerveuses qui l'unissaient primitivement au reste de l'organisme, est ultérieurement fixée en un point quelconque du même organisme ou d'un autre assez voisin, pour avoir des chances d'y vivre en y contractant de nouvelles relations. On peut de la sorte, comme on le fait couramment, désigner sous le nom d'auto-greffes et d'hétéro-greffes les cas qui concernent soit une transplantation sur le même individu, soit celle effectuée sur un individu différent.

Cette question des greffes, fort complexe et très débattue, est encore loin d'être solutionnée. L'idée paraît en devoir être attribuée à Chrobak. Knauer, la tenta le premier sur les animaux et Marchese obtint la première grossesse expérimentale. Cependant, des essais sur la femme étaient faits simultanément par Morris, Frank, en Amérique, et sous l'influence des résultats encourageants obtenus, bien des auteurs, parmi lesquels : Franklin-Martin, Tuffier, Mauclaire, Delagénière, Sauvé, Pawkow, se sont passionnés à cette étude.

Le but de la greffe est en somme le même que celui de la conservation simple : préserver la femme des accidents de ménopause, combattre ceux-ci lorsqu'ils sont déclarés, rétablir quand cela se peut la menstruation et permettre la grossesse ; mais nous nous attacherons à montrer qu'à côté de cette unité de tendances, il y a une différence d'indications, et que les deux méthodes voisines, loin de se combattre, peuvent se compléter.

D'abord, la greffe est-elle possible ? Expérimentalement, la chose est assurée. Longtemps après avoir été transplantés, des ovaires ont été examinés histologiquement et constatés en pleine activité, des grossesses ont été signalées ; chez la femme tout porte à croire qu'il en est ainsi, c'est une conclusion rationnelle que plusieurs résultats heureux viennent appuyer, et il est fort probable que, comme la thyroïde et le pancréas, l'ovaire supporte sans dégénérer la transplantation.

Les conditions de cette réussite sont plusieurs ; d'abord, l'état de la greffe. Tuffier recommande comme greffon de choix un ovaire jeune, macroscopiquement sain, et rapporte même que parties d'ovaires scléro-kystiques, fort incriminés et souvent considérés comme justiciables de mort, ont donné des greffes anatomiques parfaites. Vient ensuite la technique opératoire: l'ovaire doit être soustrait le moins possible au contact des liquides de l'organisme, la conservation en cold storage indiquée par Carrel a donné, appliquée à l'ovaire humain, de bien mauvais résultats ; l'ovaire peut être conservé dans du sérum chauffé à 37 degrés ou mieux, selon la technique de Tuffier, enfoncé dans le portefeuille formé par décollement du tissu cellulaire sous-cutané de la paroi abdominale ; sa manipulation doit être aseptique. En ce qui

concerne le sujet récepteur, l'expérience montre que les auto-
greffes sont celles qui donnent les meilleurs résultats; un
ovaire étranger, greffé dans un nouvel organisme dont le sérum
peut se trouver avoir une réaction hémolytique différente, est
de ce fait compromis dans sa vitalité. En cela réside peut-être
la raison de bien des échecs.

Ainsi greffé, quelles chances avons-nous de le voir prendre?
Tuffier signale trois éventualités: l'ovaire peut s'éliminer,
le fait tient généralement à sa septicité, c'est une question de
méthode; il peut se résorber, et le fait a été constaté 6 fois
dans 33 cas; dans les 27 autres, l'organe a persisté à l'endroit
où il fut placé.

Quelle valeur a, dans ces conditions, l'ovaire ainsi trans-
planté? Pour la discuter, nous pouvons avoir recours à trois
méthodes: l'examen histologique, de beaucoup le plus probant;
les constatations de divers phénomènes dont l'organe est le
siège en sa nouvelle place et qui semblent la preuve de son
fonctionnement; l'amélioration apportée à l'état général, la
persistance des règles, la grossesse successive, en un mot,
la discussion des résultats thérapeutiques obtenus. Expérimentalement, les examens histologiques, pratiqués au bout
d'un temps variable après transplantation, sont nombreux et
probants; l'ovaire était intact, des corps jaunes normaux
et des ovules en évolution ont été constatés au microscope.
Simon rapporte que les cellules interstitielles, sous l'influence
de l'amoindrissement quantitatif de la nutrition survenant
après l'opération, perdent leurs enclaves, diminuent de volume
et reprennent l'aspect de petites cellules épithélioïdes qu'elles
avaient avant la puberté. Mais lorsque l'ovaire est de nouveau
alimenté par un système vasculaire de néoformation, les
cellules interstitielles recommencent à présenter les symptômes d'une activité fonctionnelle intense.

Les cas de contrôle histologique chez la femme sont plus
rares; nous en connaissons trois : celui présenté par
MM. Quenu et Sauvé, sur une greffe datant de dix mois, chez
une femme de vingt-cinq ans qui, à la suite de l'opération, ne

revit pas ses règles et éprouva des phénomènes de ménopause anticipée. L'ovaire était kystique, uniquement composé de tissu conjonctif et adipeux, sans traces d'éléments nobles. Celui de Sheurer, chez une jeune femme à laquelle on pratiqua en novembre 1908 une auto-greffe sous-cutanée, laquelle par la suite présenta des phénomènes congestifs réguliers devenus douloureux, elle dut être enlevée le 25 juillet 1909. Examiné, l'ovaire présentait un stroma normal, des corps jaunes énormes, des follicules jeunes ou atrophiés, aucun ovule ; en un mot, la glande avait la forme que prennent ces organes dans les cas d'ectopie, et c'est un fait que l'expérimentation avait déjà mis en lumière. Enfin, rapportons le cas de Pawkow, chez une femme ostéomalacique à laquelle les deux ovaires furent greffés dans le cul-de-sac vésico-utérin. A la suite de l'opération, rétablissement de la menstruation, dysménorrhée, douleurs; ablation des greffes au bout de trois ans. On constate alors une prédominance de la substance corticale sur la substance médullaire, on retrouve des corps jaunes vieux et récents, des follicules primordiaux et des ovules, et rien ne différait, dit Pawkow, de l'architecture ovarienne normale.

De ce qui précède, nous pouvons conclure que l'ovaire peut garder en sa nouvelle place sa double fonction et que, s'il est greffé hors de sa situation abdominale normale, il semble tendre vers le type de l'ovaire ectopique, le cas négatif de Quenu et Sauvé ne paraissant être que la constatation histologique d'un organe en voie de résorption.

La cause la plus incriminée de ces insuccès est le défaut de vascularisation; c'est pour y remédier que Carrel, sur des animaux, tenta et réussit la double anastomose artérielle et veineuse. Mauclaire aboucha chez la femme l'épigastrique dans l'ovarienne sans résultats bien probants, le fait tenant sans doute aux difficultés qui naissent du minime calibre de ces vaisseaux.

Un fait qui tend du reste à montrer que l'ovaire, après une période de souffrance pendant laquelle il vit par imbibition, rétablit peu à peu sa circulation, est la constatation, au cours d'une opération itérative exécutée par Tuffier, de vaisseaux d'un calibre appréciable contournant l'organe et le pénétrant au niveau du hile.

Considérons maintenant les modifications rattachées à la présence de la greffe et survenues dans l'évolution des suites opératoires. Deux faits sont connexes, ce sont les poussées congestives que Tuffier et Mauclaire signalent au niveau de l'organe et le rétablissement de la menstruation.

L'ovaire greffé est en effet le siège de phénomènes congestifs d'une durée variant de 3 à 7 jours, accompagnés de tuméfaction de la région due à une augmentation de volume de la glande, avec chaleur de la peau, douleurs spontanées et surtout provoquées par la pression, le poids des vêtements, survenant brusquement, présentant un acmé vers le quatrième jour, puis disparaissant progressivement. Ces accès surviennent d'une façon régulière, mensuelle, et s'il y a eu double greffe, il y a alternance tantôt régulière, tantôt irrégulière, des phénomènes sur l'un ou l'autre organe. De plus, si l'utérus a été conservé, la menstruation apparaît quelque temps après ces poussées congestives, lesquelles peuvent se produire même s'il n'y a pas d'utérus, et semblent bien prouver, par leur analogie avec les congestions pelviennes mensuelles de la femme, le bon fonctionnement de l'organe après sa transplantation.

Une observation vient à l'appui de ceci : il s'agit d'une femme opérée par Tuffier, dont la greffe sous-cutanée était le siège de phénomènes congestifs douloureux et chez laquelle la menstruation était réapparue. On fut obligé d'enlever cette greffe secondairement; la malade vit alors ses règles disparaître et éclater chez elle des troubles de ménopause.

Si nous examinons les observations publiées de greffes diverses dans le but d'évaluer la fréquence de la persistance des époques, nous voyons :

Tuffier, sur 23 opérées de subtotale, haute probablement, avec auto-greffes : 2 malades réglées de 2 à 5 mois après l'opération, 14 ressentirent des troubles généraux, 3 des phénomènes congestifs et 3 rétablies complètement.

Sur 14, chez lesquelles l'utérus avait été conservé, 9 furent réglées par la suite, 3 présentèrent des congestions mensuelles et 2 des phénomènes de ménopause.

Sur 2 cas d'auto-greffes doubles avec hystérectomie, toutes deux non réglées avec ménopause.

Sur 5 cas où, dans les mêmes conditions, l'utérus put être conservé, l'auteur relate 5 menstruations sans troubles consécutifs.

Dans 1 autre cas d'auto et hétéro-greffes simultanées, la malade fut réglée au bout de 5 mois.

Les hétéro-greffes, et surtout celles conservées en cold storage, sont moins satisfaisantes; Morris, cependant, les préconise vivement et rapporte l'observation d'une jeune femme atteinte d'infantilisme génital et qui vit ses premières règles à la suite d'une hétéro-greffe.

En résumé, les époques reviennent généralement après l'opération si l'utérus a pu être conservé. Ce fait ne peut être considéré comme probant que si l'on admet que la moyenne des règles observées après castration totale n'est pas aussi fréquente que Ferry l'affirme (20 0/0). Tuffier ne la constate que dans un maximum de 5 0/0 et l'attribue aux débris ovariens que Riefel accuse dans une moyenne de 4 0/0 des cas.

La grossesse a été observée. Morris, Glass, Franklin-Martin... en publient des observations. On trouvera à la fin de ce travail celles intéressantes à ce sujet.

Pour ce qui est de la disparition des phénomènes généraux de la ménopause, ici comme précédemment, ceux-ci semblent liés à la persistance des règles, dans les cas où celles-ci sont supprimées du fait de l'absence de l'utérus ou non, nous les voyons le plus souvent apparaître, peu atténués, sauf peut-être pour quelques-uns d'entre eux, les troubles de la nutrition en particulier.

Ceci nous amène à dire, en résumant, combien se réduisent les indications des greffes ovariennes et dans quelle mesure elles complètent celles de la conservation.

Si l'ovaire peut être laissé, tout ou partie, avec ses connexions vasculaires et nerveuses, pourquoi faire une auto-greffe ? L'espoir de prévenir des adhérences est réalisé, avons-nous dit, par une péritonéalisation bien faite et une fixation dans la corne. Faites dans le tissu cellulaire de la paroi après hystérectomie, les greffes sont faciles à surveiller, mais il faut dire que souvent sans grand bénéfice pour l'amélioration des troubles post-opératoires, elles créent quelquefois un état de gêne et de douleurs du fait des congestions mensuelles dont elles sont le siège, quand elles ont pris.

Si les deux ovaires sont enlevés ou insuffisants, l'utérus en en place, l'hétéro-greffe est thérapeutique, intéressante et utile, et peut rendre à un organisme atteint d'hypo-ovarie un état normal. Nous n'insisterons pas sur la possibilité de grossesse dans ces cas, le fait possible peut soulever des appréciations très diverses sur son utilité sociale.

Nous terminerons ce chapitre par quelques mots au sujet des méthodes opératoires.

La technique de Tuffier, greffe sous-cutanée, est supérieure à celle sous-péritonéale et à celle faite dans le tissu cellulaire pelvien, elle est facile à surveiller, à enlever au besoin ; parfois gênante et douloureuse, tendant à évoluer vers le type ectopique, elle ne peut lutter que contre le défaut de menstruation et les troubles généraux.

Les greffes péritonéales, utérines ou implantées sur le ligament large, sont moins douloureuses que les précédentes, mais difficiles à surveiller. Celles faites dans le cul-de-sac vésico-utérin sont susceptibles d'engendrer des troubles vésicaux et des douleurs tenaces.

Intra-tubaires et surtout intra-utérines, profondes, il est vrai ; mais elles sont généralement bonnes, peu douloureuses et peuvent permettre la fécondation de leurs ovules.

Chacune de ces méthodes trouvera son indication dans tel ou tel cas où la greffe sera jugée thérapeutique utile.

Observation I

(Inédite, due à l'obligeance de M. R. Petit.)

Mᵐᵉ M..., trente-deux ans, est accouchée le 27 juin 1898 d'un garçon, et a eu une déchirure du périné.

Le 24 novembre 1899, je constate un prolapsus léger, avec rectocèle et je lui fais le 5 décembre 1900 une colpo-périnéo-rhaphie.

Les fils sont enlevés le dixième jour, mais, deux jours plus tard, toutes les sutures furent détruites par l'introduction brutale et maladroite d'une canule à lavement, maniée sous les couvertures.

La cicatrisation a eu lieu par bourgeonnement.

Depuis, le prolapsus et la rectocèle se sont progressivement accentués.

En 1903, elle devient enceinte et fait une fausse couche accidentelle à deux mois et demi. Je la trouve le 20 février 1903 en pleine infection puerpérale avec une température de 40°2. Je m'assure de la vacuité de l'utérus, et sans faire de curettage j'essuie la cavité utérine avec une compresse de grosse toile stérilisée, montée sur une pince. L'utérus est rempli avec une mèche de gaze stérilisée, imprégnée de sérum de cheval chauffé et dans l'extrémité de laquelle j'enveloppe 1 gramme du même sérum desséché dans le vide. Je renouvelle ce pansement six jours consécutifs. Dès le second jour, la température tombe et la malade est guérie le quinzième jour.

En mars 1904, cette malade fait une phlébite variqueuse des deux jambes, remontant sur le trajet des saphènes internes.

Le 10 mars 1908, la malade a une poussée aiguë de salpingite double avec pelvipéritonite grave. Elle a des vomissements et une température élevée pendant dix-sept jours.

Je l'opère à froid le 3 septembre 1908. Anesthésie au prélène suivi de chloroforme par le docteur Roux.

Assisté du docteur Planchon, je fais une laparotomie médiane sous-ombilicale. Après avoir libéré des adhérences de tout le bord inférieur du grand épiploon, je trouve une collection purulente à droite, dans laquelle baigne un ovaire volumineux, présentant un kyste suppuré rompu du volume d'une mandarine. La trompe droite atteinte de salpingite suppurée contient environ 50 grammes de pus épais. Ablation des annexes droites. A gauche je trouve également une salpingite suppurée un peu moins volumineuse et un ovaire adhérent, présentant plusieurs kystes dont l'un atteint le volume d'une grosse noix. J'enlève la trompe gauche et je fais une ablation partielle de l'ovaire gauche, dont je ne puis conserver que le quart externe environ. Comme l'utérus restait trop mobile après l'ablation des deux trompes, je pensai pouvoir lui offrir un moyen de fixité en suturant le moignon ovarien gauche à la corne utérine correspondante, au niveau même de la section de la trompe.

Tamponnement du pelvis avec les mèches de gaze imprégnées de 20 centimètres cubes de sérum de cheval chauffé. Drainage. Sutures de la paroi en trois plans. Colpo-périnéo-rhaphie.

Les suites opératoires furent très simples. Pas d'élévation de température. Le drain, progressivement raccourci, a pu être enlevé le quatorzième jour, et la malade, levée le vingtième jour, a pu quitter l'hôpital quelque temps après.

Depuis l'opération, la malade a continué de voir très régulièrement ses époques tous les mois; mais, au lieu de perdre abondamment pendant sept jours comme antérieurement, elle perdait seulement pendant deux jours normalement et pendant deux autres jours beaucoup moins.

Le 2 janvier 1910, elle a vu ses époques paraître comme de coutume, puis elles furent suspendues les mois suivants. La malade accusait tous les troubles sympathiques de la grossesse.

Le 12 juin, aucun doute n'était plus possible sur l'existence d'une grossesse.

Enfin, le 2 octobre 1910, l'accouchement a eu lieu.

La malade a mis au monde une fille bien constituée de huit livres, assistée par le Dr Lemercier.

OBSERVATION II

(JACOBSON.)

C..., vingt-quatre ans, trois grossesses avant l'opération. Fièvre puerpérale. Ablation des annexes droites par cœliotomie abdominale. Libération des adhérences à gauche et ponction de petits kystes.

Suites opératoires : fébriles sans complications. Revue en mars 1909, enceinte de six mois. Grossesse suivant un cours normal, les règles étaient régulières avant la grossesse.

Observation III

(Même auteur.)

B..., vingt-trois ans, un accouchement antérieur. En 1906, colpotomie postérieure, ablation des annexes gauches pour kyste inflammatoire. Résection de la partie kystique de l'ovaire droit.

En 1907, grossesse, avortement au troisième mois, règles régulières, bon état général.

Observation IV

(Même auteur.)

Ch..., vingt-neuf ans, a eu six fausses couches, gonorrhée. Curettage de l'utérus, colpotomie postérieure, ablation des annexes droites pour kyste inflammatoire; hydrosalpinx et salpingostomie avec suture de la trompe gauche.

En 1908, accouchement à terme, pas de phénomènes douloureux, règles régulières, bon état général.

Observation V

(Franklin-Martin, *Surgery Gynecology and Obst.*, juillet 1903.)

B..., âgée de vingt-trois ans, annexite bilatérale, ablation. Un fragment de l'ovaire droit est réséqué et implanté dans le ligament large, sous le moignon d'amputation de la trompe, en empiétant dans le tissu utérin lui-même.

Malade revue treize mois après, règles régulières, bon état.

Observation VI

(Même auteur.)

N..., vingt-deux ans, opérée en janvier 1901 pour annexite bilatérale purulente, ablation des annexes. Un des ovaires est jugé sain, il est greffé dans la corne utérine gauche, entre l'utérus et le ligament large, sous le moignon lobaire.

Depuis, la menstruation a été régulière.

Observation VII

(Même auteur.)

M..., dix-sept ans, opérée en mars 1903 pour éventration consécutive à une salpingectomie bilatérale. Les ovaires avaient été reconnus et conservés, on les retrouve kystiques. Des fragments de tissu ovarien sains sont transplantés dans le ligament large près de la corne utérine.

Malade revue en juin 1908; la menstruation est normale. Mariée depuis deux ans, elle a fait une fausse couche de deux mois.

Observation VIII

(Même auteur.)

C..., trente-cinq ans, opérée en octobre 1903 pour pyosalpinx double et appendicite. Ablation. Un fragment de tissu ovarien jugé sain est implanté à la corne utérine. La malade a eu ses règles deux mois après. Grossesse consécutive. Depuis, les règles sont normales.

Observation IX

(*In* thèse Delaunay.)

Jenny R..., vingt-quatre ans, pas d'enfants, souffre depuis 1890 de douleurs d'abord intermittentes, puis devenues plus fréquentes et sous forme de crises. Règles abondantes, régulières, mais douloureuses. Ovaires douloureux au toucher.

Laparotomie mars 1912. Ablation des annexes gauches, annexes droites adhérentes, ovaire atteint de sclérose, surtout au niveau de son bord libre. Ablation de la partie sclérosée de l'ovaire par deux incisions parallèles à son axe; les bords sont réunis au catgut. La trompe, rouge et un peu épaisse, est perméable; elle est étalée et fixée sur le moignon ovarien.

Souffre encore un peu après l'opération.

Revue en 1893 et 1894. Douleurs disparues, pas de troubles menstruels.

Observation X

(*In thèse Donnay.*)

Mme X... présente kyste de l'ovaire gauche, souffre en outre de douleurs abdominales et de ses règles trop abondantes.

Laparotomie le 23 juillet 1893. Ablation du kyste gauche, adhérant à la région sous-hépatique, et des annexes correspondantes. Ovaire droit gros, blanchâtre, bourré de petits kystes, ceux-ci furent crevés au thermocautère. On réséqua un gros kyste folliculaire.

Revue le 6 juillet 1894. Ne souffre plus du ventre ni des règles, régulières et normales.

Observation XI

(Mauclaire, Congrès de Médecine, Paris, 1908.)

Salpingite bilatérale. Auto-greffe sous-cutanée des deux ovaires le 5 avril 1900. Ablation d'une des deux greffes suppurée.

Malade revue en juin 1905. Depuis la greffe, les règles sont presque normales, il y a des hémorragies intermenstruelles.

La greffe sous-cutanée est le siège de phénomènes congestifs et douloureux un peu avant et pendant les règles. La malade dit être avertie de l'approche de celles-ci par une douleur plus vive à la région ombilicale où est placée la greffe sous-cutanée. De plus, la greffe paraît augmenter de volume à ce moment.

En novembre 1908, la malade est revue et ignore encore ce qui lui a été fait. Règles à peu près normales, même gonflement, comme « une petite noix », de la greffe. Pas de symptômes de ménopause.

Observation XII

(Morris, *Med. Record*, 1906.)

Mme X..., vingt ans, menstruée à seize ans, cesse de l'être à dix-neuf. Mariée à dix-huit ans, devint enceinte peu après, avortement de trois mois. Puis les règles disparurent, elle souffrit alors de bouffées de chaleur, douleurs abdominales, céphalée aux époques où les règles manquaient.

Morris songea à lui enlever ses ovaires scléreux et à lui en greffer de sains. Il trouva une occasion, opéra le 11 février 1902; la malade n'avait pas été réglée depuis deux ans.

Ce même jour, Morris put détacher sur une femme de trente-trois ans, mère de trois enfants, que l'on opérait pour prolapsus utérin, deux lambeaux d'ovaires sains d'environ un demi-pouce de long et un quart de pouce de large.

Les ovaires furent gardés dans une solution physiologique à 100° Fahrenheit. Les ovaires de Mme X... furent enlevés sans ablation des trompes, chacune des deux greffes fut mise dans une incision faite dans le ligament large.

Les ovaires retirés étaient scléreux sans follicules de Graaf formés.

Quatre mois après l'opération il y eut une menstruation, puis la jeune femme resta cinq mois sans règles, ensuite elle eut des règles régulières.

Le 15 mars 1906, elle accouchait d'une fille pesant 7 livres et demie.

OBSERVATION XIII

(MAUCLAIRE, *Archives de Chirurgie*, 1908.)

Femme de vingt-neuf ans. Salpingite bilatérale depuis trois ans.

Règles irrégulières, fréquentes, douloureuses.

Opérée le 21 août 1907. Ablation des deux trompes et des deux ovaires.

L'utérus est conservé. Dans le ligament large, contre la corne utérine, M. Mauclaire greffe un ovaire provenant d'une malade de trente-cinq ans, opérée une demi-heure auparavant pour fibrome utérin et à laquelle il n'a laissé qu'un ovaire en place.

L'ovaire a été conservé dans du sérum à 35°.

Suites opératoires sans fièvre. Le 27 juin 1908, la malade n'a pas été réglée; elle a des troubles nerveux de ménopause opératoire. Le 12 décembre 1909, la menstruation n'est pas reparue, les troubles persistent. L'ovaire n'est donc pas greffé.

OBSERVATION XIV

(MONTPROFIT, *Anjou Médical*, 1901.)

Hétéro-greffe au niveau du fond de l'utérus d'un fragment d'ovaire provenant d'une autre malade.

La malade, qui n'avait jamais eu ses règles, a sa première menstruation deux mois après.

Observation XV

(Montprofit, *Anjou Médical*, 1901.)

Au cours d'une opération pour ovaro-salpingite bilatérale, l'auteur fit une auto-greffe d'un fragment ovarien dans la trompe, après ablation de l'ovaire du coté opposé. Grossesse ultérieure, avortement. La menstruation n'a duré que quatre années.

Observation XVI

(Pawkow, *Zentrabl. f. Gynæk*, août 1908.)

Transplantation des ovaires entre l'utérus et la vessie chez une ostéomalacique âgée de trente-huit ans. Retour des règles. Trois ans après, ablation des greffes; elles étaient vivantes.

Observation XVII

(Warhasse, *Med. News.*)

Dans un cas de cachexie ovarienne, après castration double des annexes avec symptômes graves de ménopause anticipée.

Après avoir obtenu des résultats passagers de l'opothérapie, l'auteur pratique une hétéro-greffe dans le ligament large, à la suite de laquelle les phénomènes s'amendent progressivement. Menstruation rétablie dix jours après l'opération et continuant normalement.

CONCLUSIONS

1° Après la castration bilatérale apparaissent en général des troubles nombreux, parfois légers et de courte durée, mais pouvant prendre, surtout chez les femmes jeunes ou névropathes, une forme accentuée et durable qui mérite considération.

2° L'opothérapie ovarienne ne peut suppléer à l'ovaire. Ce traitement n'atténue que quelques-uns des troubles post-opératoires et cela d'une façon passagère.

3° La conservation entraîne des risques de récidives, elle peut cependant, dans certains cas définis, présenter de réels avantages.

4° La conservation totale ou partielle de l'ovaire jointe à celle de l'utérus permet, en règle générale, le retour des règles, la possibilité de la grossesse et prévient l'apparition de phénomènes de ménopause anticipée.

Lorsque l'utérus a dû être enlevé, la conservation de l'ovaire ne doit être faite que lorsque l'on a l'assurance que l'organe laissé en place est absolument sain, elle prévient d'ordinaire quelques-uns des troubles consécutifs à la castration.

Lorsqu'un fragment d'ovaire a été conservé, certains lipoïdes ovariens paraissent devoir en accentuer l'hypertrophie compensatrice.

5° Lorsque la conservation n'est pas possible, il peut être utile, dans le but d'atténuer les troubles de ménopause chirurgicale, de recourir à la greffe de l'ovaire.

BIBLIOGRAPHIE

HARTMANN. — *Bull. et Mém. Soc. de Chirurgie*, Paris, 1911.

REYNOLDS. — *Surg. gynéc. and obst.*, Chicago, 1912.

HUMPHREY. — *Cleveland med. surg.*, Reporter, 1911.

THIERCELIN. — Thèse de Paris, 1898.

DONNET. — Thèse de Paris, 1895.

SAUVÉ. — *Paris médical*, 1911.

JACOBSON. — *Revue gynéc. et chirurg. abdominale*, 1911.

CHIPMANN. — *Journ. d'obstetric*, New-York, 1911.

TUFFIER. — *Société de Chirurgie*, Paris, 1905, 1909, 1910, 1911.

LEGEU. — *Société de Chirurgie*, Paris, 1905.

SAUVÉ. — *Ann. de gynéc. et d'obstétrique*, Paris, 1910.

   —   *Soc. de Chirurgie*, Paris, 1909.

FERRY. — Thèse de Lyon, 1907-1908.

SHEURER. — Gynécologie, Paris, 1910.

PICHEVIN. — *Sem. gynécologique*, Paris, 1909.

KERMARREC. — Thèse de Paris, 1901-1902.

MOREAU. — Thèse de Paris, 1904-1905.

MAUCLAIRE. — *Archives gén. de chirurgie*, 1903.

MONTPROFIT. — *Anjou médical*, 1901.

PAWKOW. — *Zentrall. Blatt. f. Gynack.*, 1908.

MORRIS. — *Med. Record*, 1901 et 1906.

JARDRY. — Thèse de Paris, 1906-1907.

TRICKLICE. — Thèse de Paris, 1906-1907.

JAYLE. — *Soc. d'Anatomie*, 1897.

   —   *Rev. gynéc. et chir. abdom.*, 1897 et 1903.

QUENU. — *Bull. et mém. Soc. de Chirurgie*, Paris, 1909.

LIMON. — *Journ. de physiol. et de pathol. gén.*, 1904.

BONDI. — *Wiener. medicin. Wochenschrift*, 1904.

ZACHARIAS. — *Journ. de chirurgie*, 1908.

ROUTIER. — *Société de Chirurgie*, 1891.

DELAGÉNIÈRE. — Congrès intern. de gynéc. et d'obstét., 1896.

VILLEMIN. — Thèse de Lyon, 1908.

Lissac. — *Gaz. hebdomadaire*, 1896.

Jacobs. — *Correspondant médical*, 1897.

Curatulo et Tarulli. — *Centralb. f. Gynäck.*, 1905.

Sokoloff. — *Arch. f. Gynäckol.*, 1896.

Frænkel. — *Arch. f. Gynäckol.*, 1904.

Zuntz. — Société d'obstétrique de Berlin, 1904, in *Presse médicale*.

Vas. — *Pester. med. Chir.*, 1904.

Cerné. — *Bull. médical*, 1904.

Emmet. — *Amer. Journ. of. obstetrics*, 1906,

Fischer. — *Centralb. f. Gynäck.*, 1900.

Andreoli. — *Gazz. dell' osped (Sem. méd.)*, 1903.

Pantzer. — *Journ. of the Amer. med. Assoc.*, 1904.

Knauer. — *Gaz. hebd. de méd. et chir.*, 1899.

BORDEAUX. — IMPR. GOUNOUILHOU, RUE GUIRAUDE, 9-11.